BEI GRIN MACHT SICH IHR WISSEN BEZAHLT

AF139908

- Wir veröffentlichen Ihre Hausarbeit,
  Bachelor- und Masterarbeit

- Ihr eigenes eBook und Buch -
  weltweit in allen wichtigen Shops

- Verdienen Sie an jedem Verkauf

Jetzt bei www.GRIN.com hochladen und kostenlos publizieren

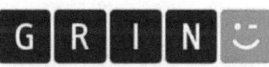

Bibliografische Information der Deutschen Nationalbibliothek:

Die Deutsche Bibliothek verzeichnet diese Publikation in der Deutschen National-
bibliografie; detaillierte bibliografische Daten sind im Internet über http://dnb.d-
nb.de/ abrufbar.

Impressum:

Copyright © 2015 GRIN Verlag
Druck und Bindung: Books on Demand GmbH, Norderstedt Germany
ISBN: 9783668050563

Dieses Buch bei GRIN:

https://www.grin.com/document/306773

Lisa Eicker

Moderne Informationstechnik im Krankenhaus. Steigerung der Effizienz und Effektivität im OP-Saal und in der Chirurgie durch E-Health?

Eine Studie

GRIN Verlag

GRIN - Your knowledge has value

Der GRIN Verlag publiziert seit 1998 wissenschaftliche Arbeiten von Studenten, Hochschullehrern und anderen Akademikern als eBook und gedrucktes Buch. Die Verlagswebsite www.grin.com ist die ideale Plattform zur Veröffentlichung von Hausarbeiten, Abschlussarbeiten, wissenschaftlichen Aufsätzen, Dissertationen und Fachbüchern.

Besuchen Sie uns im Internet:

http://www.grin.com/

http://www.facebook.com/grincom

http://www.twitter.com/grin_com

E-Health –
moderne Informationstechnik im OP und der Chirurgie

von

Lisa Eicker

Inhalt

I. Abbildungsverzeichnis

II. Abkürzungsverzeichnis

AIM	Advanced Image Management
E-Health	Electronic Health
HD	High Definition
IKT	Informations- und Kommunikationstechnologien
M-Health	Mobile Health
OECD	Organisation for Economic Co-operation and Development
WHO	World Health Organization

1. Einleitung

Der Begriff „E-Health" ist noch ziemlich neu und in Deutschland weniger verbreitet als in anderen europäischen Ländern.[1] Die Idee, die dahinter steckt, nämlich eine elektronische Übermittlung von Daten entstand bereits vor etwa 100 Jahren. Damals wurden an der Universität Lund bereits Elektrokardiogramme über Telekommunikationsnetze gesendet.

In den 60er Jahren begann man dann mit der elektronischen Übermittlung von Röntgenbildern.[2] Vor fast 15 Jahren, 1998, wurde mit der Veröffentlichung der Roland-Berger-Studie ein umfassender Prozess zur nachhaltigen Informatisierung des deutschen Gesundheitswesens eingeleitet. Im September 2003 wurde daraufhin das Projekt „Better IT for health" in Angriff genommen, dessen Ziel die bundesweite Einführung der elektronischen Gesundheitskarte war. Inzwischen hat sich die IT mit serviceorientierten Architekturen, Cloud Computing und der App-Economy weiterentwickelt.

Computer und Internet durchdringen seit der Jahrtausendwende den Alltag der Bürgerinnen und Bürger in Deutschland. So nutzten 2001 noch 37% der Deutschen das Internet. 2013 waren es hingegen schon 76,5%.[3] Von diesen nutzt fast jeder Zweite (53,2%) das Internet täglich.[4] Dabei wird das Internet vor allem zum Versenden und Erhalten von E-Mails, zu Informationszwecken (Suchmaschinen und Nachrichten) oder zum Online-Banking genutzt. Deshalb wird es wahrscheinlich nur noch eine Frage der Zeit sein, bis die Forderungen nach einem zeitgemäßeren Informationsmanagement im Gesundheitswesen größer werden. Es ist bereits zu spüren, dass sich vor allem im OP und der Chirurgie die Themen Medizin- und Informationstechnik unaufhörlich aufeinander zubewegen.

---

[1] Vgl. Van den Heuvel, M. (2012).
[2] Vgl. Zach, B. (2009), S. 18.
3 Vgl. Statista – Das Statistik-Portal (o.J.).
4 Vgl. Statista – Das Statistik-Portal (o.J.).

1.1. Fragestellung und Zielsetzung

Mit Hilfe der Arbeit soll die Frage beantwortet werden, wie durch den Einsatz von E-Health-Anwendungen die Effizienz und Effektivität im OP und der Chirurgie gesteigert werden kann. Ausgehend von den aktuellen Herausforderungen des Gesundheitssystems werden anhand von zwei Praxisbeispielen Lösungen für eine effiziente Dokumentation und eine intelligente Vernetzung im OP und der Chirurgie vorgestellt.

Zur Beantwortung der Frage werden vor allem aktuelle Fachliteratur aber auch Nachrichtenartikel und staatliche Veröffentlichungen herangezogen.

1.2. Motivation

E-Health hat sich als Spannungsfeld zwischen Medizin, Ökonomie und Technologie bzw. Informatik etabliert. Zwischen den drei transdisziplinären Bereichen bestehen massive Unterschiede. Die Gesundheitsökonomie konzentriert sich auf volkswirtschaftliche Fragestellungen, die Wirtschaftsinformatik auf betriebswirtschaftliche Fragestellungen und die Medizininformatik beschäftigt sich mit medizinischen Fragestellungen des Technikeinsatzes.[5] Somit bestehen generell sehr hohe Erwartungen an E-Health. So soll E-Health die Potentiale von Technologieinnovationen zur Verbesserung und Vereinfachung der Zugänge zu medizinischen Leistungen ausschöpfen. Gleichzeitig soll eine höhere Effektivität erzielt werden.

Auf Grund dieser enormen fachlichen Vielfalt und Komplexität wird im Rahmen dieser Arbeit der Einsatz von E-Health speziell in der Chirurgie und im OP betrachtet.

---

[5] Vgl. Rohner, Dr. P., Winter, Prof. Dr. R. (2008), S. 330.

1.3. Aufbau der Arbeit

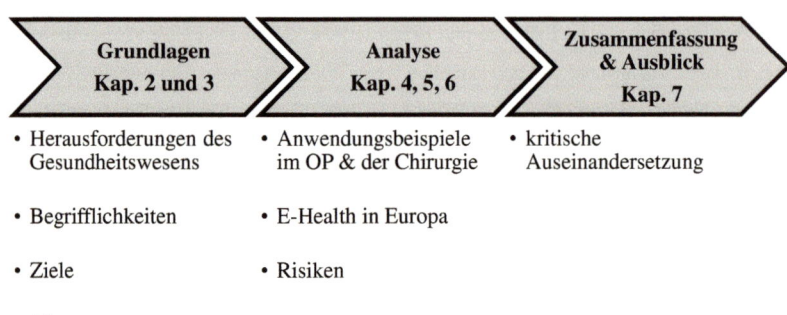

Grundlagen Kap. 2 und 3	Analyse Kap. 4, 5, 6	Zusammenfassung & Ausblick Kap. 7

• Herausforderungen des
  Gesundheitswesens
	• Anwendungsbeispiele
	  im OP & der Chirurgie
		• kritische
		  Auseinandersetzung

• Begrifflichkeiten	• E-Health in Europa	
• Ziele	• Risiken	
• Abgrenzungen		

Abbildung 1 Vorgehensweise der vorliegenden Arbeit[6]

Einleitend werden in Kapitel zwei die Herausforderungen des deutschen Gesundheits-systems dargestellt. Als weiteres Grundlagenkapitel werden in Kapitel drei die wichtigs-ten Begrifflichkeiten rund um das Thema „E-Health" erläutert. Ferner werden die wich-tigsten Ziele, die durch E-Health verfolgt werden sowie das Potential von E-Health be-schrieben. Den Abschluss von Kapitel drei bildet eine Abgrenzung zwischen E-Health, Health 2.0 und M-Health.

Nachdem das theoretische Fundament erklärt wurde, erfolgt in Kapitel vier die Analyse von Einsatzmöglichkeiten im OP und der Chirurgie. Desweiteren wird der Einsatz von E-Health in anderen europäischen Ländern betrachtet (Kapitel 5). Den Abschluss des Hauptteils bildet die Analyse von möglichen Risiken (Kapitel 6).

Abschließend erfolgt in Kapitel sieben eine Zusammenfassung der Ergebnisse und eine kritische Auseinandersetzung, in deren Anschluss ein Ausblick gegeben wird.

---

[6] Eigene Darstellung.

2. Herausforderungen des Gesundheitswesens

Das Thema „Gesundheit" hat in den letzten Jahren stark an Bedeutung gewonnen. Durch den technischen Fortschritt sind bessere Behandlungsmöglichkeiten entstanden, sodass die Gesellschaft immer älter wird. Dabei ist laut Studien der OECD zu beobachten, dass vor allem die Bevölkerungsgruppe der über 65 Jährigen stark ansteigt.[7] Damit verbunden wächst ebenfalls der Bedarf an ambulanter Pflege, welche von den Angehörigen häufig nicht zu leisten ist. Die Forderung nach Unterstützung und Möglichkeiten für die Pflege älterer Menschen wird somit immer größer.

Veränderte Lebensbedingungen führen außerdem zu einem wachsenden Gesundheitsbewusstsein. Die Menschen leben nicht nur länger, sondern auch gesünder als vorangegangene Generationen. So gab es in Deutschland 2013 8,55 Millionen Mitglieder in Fitnessclubs – so viele wie nie zuvor.[8] Die große Bedeutung des Gesundheitswesens wird auch bei Betrachtung der Anzahl von Erwerbstätigen im Gesundheitssektor deutlich: Fast ein Zehntel der Erwerbstätigen in der Europäischen Union waren 2009 im Gesundheitsmarkt beschäftigt.[9] Die Ausgaben für das Gesundheitswesen belaufen sich bereits auf ca. 10% des Bruttoinlandsproduktes, wobei der Staat den größten Teil der Kosten trägt.

Diese Entwicklungen führen zu einem immer größeren Druck, der auf dem Gesundheitssystem lastet. Außerdem stellen die Entwicklungen neue Anforderungen an das gesamte Gesundheitssystem und erfordern einen vermehrten Einsatz von Informations- und Kommunikationstechnologien (IKT), um effizienter und ressourcenschonender zu werden. Dazu gehört der Einsatz von IKT, um den einrichtungsspezifischen Herausforderungen in Krankenhäusern zu begegnen, wo vor allem ein effizientes Prozessmanagement ein Problem darstellt. Diese Herausforderungen werden bereits zum Teil mit kompetenten, vernetzten Versorgungsstrukturen, -netzen und -bündelungen unter Einsatz von telemedizinischer Möglichkeiten und technologischen Vernetzungen begegnet. Dabei etablieren sich zunehmend auch E-Health-Optionen. Diesen wird nachgesagt, dass sie den heutigen Anforderungen an die Gesundheitssysteme gerecht werden kön-

---

[7] Vgl. Roland Berger Strategy Consultants GmbH (2009).
[8] Vgl. Statista – Das Statistik-Portal (o.J.).
[9] Vgl. Roland Berger Strategy Consultants GmbH (2009).

nen. Bei gleichzeitiger Sicherstellung der medizinischen Leistungserbringung soll E-Health zu Effektivitäts- und Effizienzsteigerungen beitragen.

Zusammenfassend lässt sich somit sagen, dass verbesserte medizinische Versorgungsmöglichkeiten und der demographische Wandel den Druck auf Krankenhäuser und auf das Gesundheitssystem erhöhen und dass E-Health-Lösungen Möglichkeiten bieten, um diesen Herausforderungen zu begegnen.

3. E-Health

Nachdem die Herausforderungen des deutschen Gesundheitssystems und damit die Gründe für die steigende Bedeutung von E-Health erläutert wurden, werden im folgenden Kapitel mehrere Definitionen von E-Health vorgestellt sowie die Ziele, die mit E-Health verfolgt werden.

3.1. Begrifflichkeit und Einordnung

Generell ist zu sagen, dass kein allgemeingültiges Begriffsverständnis von E-Health existiert. Deshalb werden nachfolgend beispielhaft einige unterschiedliche Definitionen von E-Health aufgeführt, welche die unterschiedlichen Schwerpunkte von E-Health verdeutlichen.

Nach dem Bundesministerium für Gesundheit umfasst E-Health ganz allgemein „alle Anwendungen, die für die Betreuung von Patienten und Patientinnen moderne Informations- und Kommunikationstechnologien nutzen."[10] Somit ist E-Health der Oberbegriff für ein breites Spektrum von IKT-gestützten Anwendungen wie zum Beispiel Telemedizin.

Ähnlich weit gefasst, ist die Definition der World Health Organization (WHO). Demnach ist E-Health „the use, in the health sector, of a digital data – transmitted, stored and electronically – in support of health care, both at the local site und at a distance."[11]

E-Health kombiniert somit eine elektronische Datenverarbeitung und einen digitalen Austausch von Informationen über eine räumliche und zeitliche Distanz, um die Abläufe im Gesundheitswesen zu verbessern und die Beteiligten wie zum Beispiel Patienten, Ärzte, Labors und Apotheken besser zu vernetzen. Ein bekanntes Beispiel für eine E-Health-Anwendung ist die elektronische Gesundheitskarte, die vor einigen Jahren eingeführt wurde. Ebenso gehören gesundheitsbezogene Internetforen oder Apps zu E-Health-Anwendungen.

---

[10] Bundesministerium für Gesundheit (2013).
[11] World Health Organization (o.J.).

Im Zusammenhang mit E-Health werden häufig die Begriffe Telematik und Telemedizin verwendet.

Dabei beschreibt Telematik eine Kombination von Informatik und Telekommunikation und ist grundsätzlich branchen- und anwendungsneutral. Um eine Verbindung zwischen Telematik und dem Gesundheitswesen auszudrücken zu können, hat sich das Kunstwort „Gesundheitstelematik" entwickelt. Oftmals wird (Gesundheits-) Telematik und E-Health als Synonyme genutzt.[12]

Unter „Telemedizin" wird der Einsatz von Gesundheitstelematik zur Überwindung von räumlicher Trennung zwischen den Akteuren des Gesundheitswesens verstanden.[13] Beispiele für die Anwendung von Telematik sind zum Beispiel Telekooperation, Teletherapie oder Telemonitoring.[14]

3.2. Ziele

Je nach Begriffsverständnis herrschen unterschiedliche Vorstellungen darüber, welche Ziele E-Health verfolgt. Im Fokus steht jedoch der Patient, der von den Vorteilen von E-Health profitieren soll. Doch auch für den Staat kann E-Health von Nutzen sein. Die Ziele lassen sich unter den Punkten Effizienzsteigerung, Qualitätssteigerung und Kosteneinsparungen zusammenfassen.

Für den Patienten reichen die Vorteile von besseren Informationen über Krankheiten und Diagnosen bis hin zu einer besseren Therapie. Auf diese Weise entsteht mehr Transparenz für den Bürger und damit eine erhöhte Selbstbestimmung und Eigenverantwortung (Patient Empowerment).[15] E-Health macht es somit möglich, dass alle Daten eines Patienten jederzeit verfügbar sind (zum Beispiel durch die elektronische Patientenakte).

---

[12] Vgl. Haas, P. (2006), S. 7.
[13] Vgl. Zach, B. (2009), S. 23.
[14] Vgl. Mainz, R. A., Stroetmann, K. A. (2011).
[15] Vgl. Trill, R. (2008), S. 52.

Desweiteren hat E-Health das Potential, durch systemübergreifende Arbeitsprozesse Transaktionskosten zu senken, Kosteneinsparungen im gesamten Gesundheitswesen zu verwirklichen und somit zu einer langfristigen Stabilisierung der Kosten beizutragen.[16]

3.3. Abgrenzung von E-Health, Health 2.0 und M-Health

Verbunden mit E-Health wird häufig auch von Health 2.0 gesprochen, was eine Verbindung von E-Health und Web 2.0 darstellt. Web 2.0 beschreibt eine in sozio-technische Sicht veränderte Nutzung des Internets.[17] Dabei geht es nicht mehr um die reine Verbreitung von Informationen durch einen Webseitenbetreiber, sondern um die aktive Beteiligung der Internetnutzer am Web. Typisches Beispiel dafür sind zum Beispiel Wikis.[18] Health 2.0 ist somit nicht E-Health, sondern fokussiert im Gegensatz zu E-Health Kommunikation zum Zwecke der Verbesserung der Gesundheitsversorgung sowie soziale Interaktion. E-Health bezieht sich hingegen stärker auf Technik.[19]

Ein immer bedeutenderer Bereich im Zusammenhang mit E-Health ist M-Health. M-Health steht für Mobile Health und umfasst den Einsatz von mobilen und kabellosen Geräten bei der Gesundheitsversorgung. Die Leistungen können dabei erbracht werden, ohne dass sich die einzelnen Akteure wie zum Beispiel Arzt und Patient persönlich treffen. Zu den einfachsten M-Health-Anwendungen gehören beispielhaft Notrufe oder medizinische Informations- und Hilfsangebote. So können sich Patienten per Mobiltelefon an Arzt-, Impf- oder (Vorsorge-) Termine erinnern lassen.[20] Ein weiteres Beispiel ist die App „Health", welche mit iOS8 standardmäßig auf jedem iPhone installiert wird. Sie ermöglicht eine Verknüpfung des Smartphones mit elektronischen Waagen, Blutdruckmessgeräten oder Herzfrequenzbändern.

Nachdem das theoretische Fundament von E-Health gelegt und gezeigt wurde, dass es sich bei E-Health um ein breites Themenspektrum handelt und E-Health unterschiedliche Ziele je nach Begriffsverständnis verfolgt, werden im nächsten Kapitel einige Bei-

---

[16] Vgl. Zach, B. (2009), S. 18.
[17] Vgl. Gabler Wirtschaftslexikon (o.J.).
[18] Vgl. ebenda.
[19] Vgl. Wirth, U. (2010), S. 67 f..
[20] Vgl. Grimme Institut (2012), S. 5.

spiele vorgestellt, wie E-Health in der Praxis insbesondere im OP und der Chirurgie bereits heute eingesetzt wird, um Effektivitäts- und Effizienzsteigerungen zu erzielen.

4. Einsatzgebiete von E-Health im OP und der Chirurgie

Der Strukturwandel im Gesundheitswesen, welcher durch steigende Krankheitskosten und Gesundheitsausgaben hervorgerufen wird, treibt die Implentierung von E-Health-Anwendungen weiter voran. Dabei kann E-Health auf unterschiedlichen Ebenen des Gesundheitswesens eingesetzt werden zum Beispiel bei der Behandlung von Patienten, zum Austausch von medizinischen Daten zwischen den Akteuren des Gesundheitswesens, zur Verbreitung, Vermittlung und Speicherung von medizinischen Informationen oder zur Forschung, Ausbildung und Wissensvermittlung.[21]

In diesem Kapitel werden vor allem Einsatzmöglichkeiten von E-Health im OP und der Chirurgie betrachtet, da diese die wichtigsten Bereiche eines Krankenhauses darstellen.

Die Chirurgie befasst sich innerhalb eines Krankenhauses mit der Behandlung von Krankheiten und Verletzungen durch operative Eingriffe. Sie beinhaltet die Diagnostik, die Voruntersuchung, die Operation und die Nachbehandlung.[22] Im OP und der Chirurgie fallen ein Großteil der Behandlungskosten an. Gleichzeitig werden dort zwischen 30% und 40% der Krankenhauserlöse erzielt. Deshalb erfolgt dort häufig eine besondere Betrachtung hinsichtlich Ressourcenschonung und Effizienzsteigerung.

4.1. Synedra AIM – Video-Dokumentation im OP

Studien haben gezeigt, dass der durchschnittliche zeitliche Dokumentationsaufwand in der Chirurgie bei etwa zwei Stunden und 45 Minuten je Arzt und Arbeitsalltag liegt. Er stellt einen wichtigen Teil der Arbeit von Ärzten dar, da eine fehlerhafte Dokumentation zu haftungsrechtlichen Risiken führen kann. Aufgrund der enormen zeitlichen Belastung durch die Dokumentation ist ein wesentliches Ziel in Krankenhäusern, den Dokumentationsaufwand zu reduzieren, da dieser als Ablenkung von der eigentlichen Arbeit am und um den Patienten empfunden wird.[23] Deshalb wurde die Lösung Synadra AIM (Advanced Image Management) entwickelt.

---

[21] Vgl. Lohmann, H. (2009), S. 77.
[22] Vgl. Medizin Lexikon (o.J.).
[23] Vgl. Groß, D., Jakobs, E.-M. (2007), S. 57.

Bei Synadra AIM handelt es sich um ein medizinisches Universalarchiv der Firma Synedra, das modular aufgebaut ist. Es beinhaltet eine Softwarelösung zur Video-Dokumentation, -Routing und -Streaming innerhalb und außerhalb des OPs. Sie soll aller im OP arbeitenden Personen dabei helfen, sich voll auf ihre Arbeit konzentrieren zu können. Deshalb muss die Bedienung so einfach wie möglich sein, damit sich während der OP keine Unklarheiten ergeben und die Mitarbeiter durch die Technik abgelenkt sind.

Für die Anwendung von Synedra AIM müssen alle im OP vorhandenen Medizingeräte zunächst mit speziellen Hard- und Softwarekomponenten aufeinander abgestimmt werden. Die Videosignale können dann über die Anbindung von Videokameras oder endoskopischen Geräten digitalisiert werden. Der Anwender steuert alle Aktivitäten über eine einzige intuitive Touchscreen-Oberfläche.[24] Dabei werden sowohl hygienische als auch technische Sicherheitsstandards beachtet. So werden Bild- und Videodokumentationen zum Beispiel rechtssicher aufbewahrt. Auch bei einer Netzwerkunterbrechung bleibt das Videosystem funktionstüchtig.

Videos und Standbilder, die während des OPs aufgenommen werden, können nach dem OP den unterschiedlichen medizinischen Anwendern, die sich sowohl inhouse als auch extern befinden, zur Verfügung gestellt werden. Auch zu Lehrzwecken können die Bilder und Videos genutzt werden. Dabei unterstützt Synedra AIM alle gängigen Videoformate und Auflösungen wie zum Beispiel High Definition (HD). Außerdem können über diverse analoge und digitale Schnittstellen weitere Geräte flexibel angebunden werden.[25]

Bei der Webverteilung von medizinischen Dokumenten und Bildern werden Daten- und Sicherheitsaspekte berücksichtigt. So stehen die Bilder und Dokumente nur berechtigten Benutzerinnen und Benutzer zur Verfügung, die sich mit einem Benutzernamen und einem Kennwort anmelden müssen. Die Verteilung erfolgt dann verschlüsselt über einen eigenen Server (Synedra Web).[26]

Synedra AIM wird zum Beispiel erfolgreich im Krankenhaus Wien eingesetzt. Unter dem Motto „Papierkrankenakten digitalisieren, um so Lagerräume einzusparen und

---

[24] Vgl. HEALTH-CARE-COM (2014), S. 21.
[25] Vgl. ebenda.
[26] Vgl. Synedra information technologies GmbH (2012), S. 5 f..

gleichzeitig Abläufe in der Gesundheitseinrichtung zu optimieren" startete im Frühjahr 2012 das Projekt zur Digitalisierung der Papierkrankenakte.[27] Laut Dr. Thomas Pellizzari, Geschäftsführer von Synedra, liegt ein wesentlicher Vorteil für das Krankenhaus Wien darin, dass Synedra AIM für alle Dokumente und Datentypen geeignet ist: „So kann (...) schrittweise eine hausweite Softwarelösung entstehen, in der alle Daten der Patientinnen und Patienten, von radiologischen Bilddaten und Fotodokumentationen bis hin zu Videoaufnahmen, sicher archiviert werden und unmittelbar danach im gesamten Haus digital zur Verfügung stehen."[28]

Verbunden mit einer effizienten Dokumentation im OP und der Chirurgie ist eine intelligente Vernetzung der Geräte und Systeme, um Daten auszutauschen.

4.2. MCC.OP – Vernetzung im OP

Da immer mehr Patienten in kürzerer Zeit behandelt werden müssen, nimmt der Druck auf Krankenhäuser vermehrt zu. Deshalb beschäftigen sich inzwischen viele Kliniken mit dem Thema „Vernetzung". Dabei stellt vor allem die Integration der unterschiedlichen Technologien in die eigene krankenhausinterne Infrastruktur eine Herausforderung dar – von Plug-and-Play-Szenarien ist man in Krankenhäusern noch weit entfernt. Die Beschäftigung mit vernetzter Medizintechnik ist laut Dr. Klaus Radermacher, Professor für Medizintechnik an der Fakultät für Maschinenwesen der RWTH Aachen, vor allem eine Frage der Risikominimierung und der Patientensicherheit: „Je komplexer eine Installation wird, umso größer ist die Fehlerwahrscheinlichkeit zwischen den Systemen, aber auch an der Schnittstelle von Mensch und Maschine."[29] Deshalb sollten E-Health-Lösungen so einfach wie möglich sein.

MCC.OP ist eine Lösung der Meierhofer AG, die seit 20 Jahren zu den Pionieren auf dem Gebiet der OP-Management-Software gehört. Sie ermöglicht ein OP-übergreifendes Terminmanagement, welches alle Termine rund um die OP inklusive Vor- und Nachbehandlung plant und terminiert. Auf diese Weise wird eine optimale Entlastung erzielt, Kosten werden minimiert und Prozessabläufe verbessert.[30] Der An-

---

[27] Vgl. HighTech Wire (2012).
[28] Ebenda.
[29] Vgl. HEALTH-CARE-COM (2014), S. 8.
[30] Vgl. ebenda, S. 20.

wender greift dabei von jedem Arbeitsplatz aus auf alle Funktionen aus der OP-Planung und -Dokumentation sowie auf Inhalte der Patientenakte zu. Die Suche nach freien OP-Terminen übernimmt das System, sodass präoperative Wartezeiten reduziert werden können, wodurch einerseits das Vertrauen des Patienten in die Prozessqualität aber auch das Vertrauen in die Organisation des Krankenhauses gesteigert werden können. Nach Abschluss einer Operation fließen dann alle Daten in die Arztbriefschreibung, die Qualitätssicherung und in die Abrechnung. Entlassungsbriefe können dem Kunden auf diese Weise schneller übergeben werden, sodass Zimmer schneller belegt werden können. MCC.OP ermöglicht somit eine leichte Integration und eine Vernetzung mit vorhandener Medizintechnik.

MCC.OP wurde bereits erfolgreich in die heterogene IT-Landschaft des Universitätsklinikums Erlangen integriert. Laut Udo Bräu, Geschäftsführer der Meierhofer GmbH Österreich und Dr. Péter Pálffy, medizinisches IK-Zentrum am Universitätsklinikum Erlangen, liegt im digitalen OP-Management eines der größten Effizienzpotentiale einer Klinik.[31] In einem ersten Schritt wurden am Universitätsklinikum Erlangen die handschriftlich erstellten OP-Anmeldungen und OP-Pläne abgelöst. Daraufhin konnten dann die innerbetrieblichen Prozesse mit Hilfe der DV-basierten OP-Anmeldungs- und Planungsprozesse optimiert werden.

Die Einsatzmöglichkeiten von E-Health sind vielfältig. Mit Synedra AIM und MCC.OP wurden zwei Einsatzmöglichkeiten von E-Health im OP und der Chirurgie vorgestellt und damit Lösungsmöglichkeiten für die Erzielung von Effektivitäts- und Effizienzverbesserungen im Krankenhaus.

Bisher wurde vor allem der Einsatz von E-Health in Deutschland betrachtet. Doch auch andere europäische Länder beschäftigen sich intensiv mit E-Health. Welche Maßnahmen dort Richtung E-Health unternommen werden, wird in Kapitel fünf beschrieben. Außerdem stellt sich noch die Frage nach möglichen Risiken, die sich durch die Nutzung von E-Health ergeben können. Denn vor allem die Nutzung des Internets birgt Gefahrenquellen hinsichtlich der Sicherheit von sensiblen personenbezogenen Daten. Aber auch die Finanzierung und Wirtschaftlichkeit von E-Health werfen noch Fragen auf (Kapitel 6).

---

[31] Vgl. Management & Krankenhaus (2012).

5. E-Health in Europa

Eine Studie, die von der Firma „Accenture" durchgeführt wurde, untersuchte wie intensiv IT im medizinischen Bereich genutzt wird. „Alle Interviews gliederten sich in Aspekte wie interne Nutzung, Austausch von Informationen sowie Optimierung von Qualität und Wirtschaftlichkeit."[32] Sie ergab, dass Deutschland bei der internen Nutzung zwar vorne lag, jedoch hinsichtlich der Interaktion mit anderen Leistungserbringern weit abgeschlagen war. Im Vergleich dazu schnitten Länder wie Norwegen oder Österreich wesentlich besser ab.

So gehörte Norwegen zu einem der ersten Länder, die sich für Telemedizin und E-Health interessierten und zum Early Adapter im Bereich IT und Internet. Dabei steht Norwegen mit dem demographischen Wandel vor ähnlichen Herausforderungen wie seine EU-Nachbarländer. Im Vergleich zu anderen Ländern wird das Internet in Norwegen bereits von älteren Altersgruppen genutzt. So haben bereits 60% der über 67-Jährigen Erfahrungen mit E-Health-Anwendungen gesammelt.[33] 2007 wurde die Strategie „Te@mwork" für Informations- und Kommunikationstechnologien im norwegischen Gesundheits- und Sozialwesen ins Leben gerufen. 2004 folgte dann die Einführung des Norwegischen Gesundheitsnetzwerks (Norsk Helsenett). Dabei handelt es sich um ein geschlossenes Netz, welches dem Austausch von Daten zwischen Leistungserbringern untereinander und Patienten dient.[34] Außerdem wurde die elektronische Gesundheitskarte vollständig eingeführt. An diese sind Hausärzte und Fachärzte fast ausnahmslos sowie 97% aller Krankenhäuser angeschlossen.

In Österreich ist die e-Card seit 2005 wesentlicher Bestandteil der Kranken-, Arbeitslosen-, Unfall- und Pensionsversicherung. Die Karte dient als Schlüssel zum Abrufen von Stammdatensätzen und nicht als Datenspeicher. Außerdem startete 2012 ein Pilotprojekt, bei dem gemeinsam mit Apothekern eine zentrale e-Medikationsdatenbank getestet wurde, um Interaktion und Mehrfachverschreibungen zu erfassen. „Auf Basis standardisierter Daten zeigt [dabei] ein Ampelsystem mögliche Gefahren an.[35]

---

[32] Van den Heuvel, M. (2012).
[33] Vgl. Königlich Norwegische Botschaft (2014).
[34] Vgl. Häcker, J., Reinwein, B., Turad, N. (2008), S. 107.
[35] Van den Heuvel, M. (2012).

Zusammenfassend lässt sich somit sagen, dass Deutschland im europäischen Vergleich bei der Vernetzung von medizinischen Leistungserbringern keine Spitzenposition mehr inne hat, wobei es weniger an technischen Innovationen mangelt, sondern vielmehr an der Skepsis von Datenschützern, an der Finanzierung und an technischen Problemen scheitert.

6. Risiken und Nebenwirkungen von E-Health

„Wären Sie im Krankheitsfall mit einer digitalen Weiterverarbeitung ihrer Daten einverstanden? Welche Befürchtungen hätten Sie?"[36]

Mit dieser Fragestellung sollte man sich heutzutage als Patient beschäftigen. Im Januar 2014 berichtete „Bild.de", dass 1.600 Mitarbeiter im klinischen Bereich des Universitätsklinikums Grenoble tagelang Zugriff auf die elektronische Patientenakte und auf die Ergebnisse des Hirnscans von Michael Schumacher hatten.[37] Gesundheitsdaten gehören zu den sensibelsten Daten überhaupt. Staat, Unternehmen aber auch Kriminelle haben großes Interesse an diesen Daten. Deshalb gab es bereits bei der Einführung der elektronischen Gesundheitskarte viel Kritik. Die Angst vor Missbrauch von sensiblen Daten war groß. Außerdem ergab sich auf den ersten Blick kein direkter (medizinischer) Nutzen. Die Einführung war sowohl für Ärzte als auch für Patienten mit Kosten verbunden. Infolgedessen ergeben sich im Zusammenhang mit E-Health folgende große Problemfelder, die in diesem Kapitel näher betrachtet werden:

- Datensicherheit und Datenschutz
- Kosten und Wirtschaftlichkeit

6.1. Datensicherheit und Datenschutz

Damit das Vertrauen und somit die Akzeptanz von E-Health weiter steigt und E-Health erfolgreich sein kann, muss die Sicherheit der Daten während der Übermittlung und Speicherung gewährleistet sein. Auch beim Ausfall der Technik muss es die Möglichkeit geben auf Daten zugreifen zu können. Deshalb bedarf es Maßnahmen zum Schutz, um Risiken zu minimieren. In erster Linie ist das Bundesdatenschutzgesetz für E-Health einschlägig und gibt somit den Rahmen vor. Dieses gilt für private Arztpraxen und privatrechtlich geführte Krankenhäuser. Für öffentlich-rechtliche Krankenhäuser gilt hingegen das Landesdatenschutzgesetz.

Zudem setzen einige Krankenhäuser bereits weitere Sicherheitsmaßnahmen um. So gibt es beispielsweise Maßnahmen zur Verhinderung des Datenabflusses am Gerät und im

---

[36] Beckers, R. (2014), S. 13.
[37] Vgl. Lang, Dr. M. (2014).

Netzwerk, vor allem in Drahtlosnetzwerken. Dazu zählt zum Beispiel die Trennung des Patienten-Wlans vom Klinik-Wlan. [38] Außerdem sollen Datenkopien vermieden werden, die bisher von Ärzten in Rufbereitschaft oder von Ärzten im Home Office genutzt wurden.

Generell nutzen die ergriffenen Sicherheitsmaßnahmen jedoch nichts, wenn sie so stark sind, dass lebenswichtige Informationen im Fall der Fälle nicht zur richtigen Zeit am richtigen Ort verfügbar sind. Außerdem ist Sicherheit immer eine Momentaufnahme – vor allem den Mitarbeitern muss die Wichtigkeit von IT-Sicherheit nahegelegt werden, sodass diese Sicherheitsmaßnahmen wie das Sperren des Bildschirms beim Verlassen des Computerarbeitsplatzes in ihre tägliche Arbeit einbinden. Die ergriffenen Sicherheitsmaßnahmen müssen zudem kontinuierlich auf ihre Wirksamkeit und Funktion überprüft werden.

6.2. Kosten und Wirtschaftlichkeit

Die Umstellung von Papier auf IT ist mit starken Umstellungen sowohl in der IT als auch in der Organisation verbunden und erzeugt hohe Aufwände und Kosten für alle Beteiligten.[39] So müssen Kunden die Kosten eines Passbildes für die elektronische Gesundheitskarte selber übernehmen. Auch die Kosten für die Kartenlesegeräte in den Arztpraxen werden nur unter bestimmten Voraussetzungen von der Kassenärztlichen Vereinigung übernommen.

In den Krankenhäusern fallen außerdem Kosten für etwaige Anpassungen in der Infrastruktur sofort an. Der ökonomische Nutzen von E-Health ist jedoch in der Regel erst mittel- oder langfristig zu beobachten. Außerdem gibt es bisher noch keine ausreichenden Belege darüber, welcher medizinische Nutzen für den Patienten entsteht.

Bei immer knapper werdenden Mittel im Gesundheitswesen stellt der Faktor Kosten deshalb ein großes Problem dar. Vor allem stellt sich die Frage, wer die Kosten für mögliche E-Health-Lösungen trägt.

---

[38] Vgl. HighTech Wire (2013).
[39] Vgl. Stachwitz, Dr. P (2007), S. 10.

7. Schluss

Das Gesundheitswesen bietet ideale Voraussetzungen und vielfältige Möglichkeiten für den Einsatz von E-Health vor allem im OP und der Chirurgie, da es sich dabei um einen der wichtigsten Bereiche eines Krankenhauses handelt. Die breite Nutzung von E-Health bietet eine Chance zur Erzeugung von positiven Effekten für Kosten, Qualität und Service. Dies zeigen Lösungen wie Synedra AIM und MCC.OP. Die positiven Effekte können dabei durch die Nutzung von elektronischer Vernetzung der Akteure sowie durch den Einsatz von IKT zur Unterstützung von Prozessen sowie zur Koordination von Daten erzielt werden.

Die Bereitschaft von Kliniken zur Anwendung von E-Health ist groß. Es muss jedoch beachtet werden, dass E-Health-Lösungen nicht per se qualitative und ökonomische Vorteile produzieren – „sie führen nicht automatisch zu neuen oder verbesserten Dienstleistungen (…).“[40] So müssen E-Health-Lösungen einem konkret definierten gesundheitspolitischen oder betriebswirtschaftlichen Ziel dienen. Andersfalls kann E-Health auch zu einem erheblichen Minderwert führen. Außerdem muss sich derjenige, der E-Health einsetzt, der Verantwortung für die Verwendung der ihm anvertrauten Daten bewusst sein und daher unbedingt auf die Rahmenbedingungen und auf die Ängste der Bürger eingehen. Die Grundlage für die Akzeptanz von E-Health-Anwendungen ist ein vertrauenswürdiger und sicherer Umgang mit sensiblen Gesundheitsdaten. Es ist davon auszugehen, dass dafür zukünftig auch vermehrt Änderungen von rechtlichen Rahmenbedingungen erforderlich sein werden.

Zusammenfassend lässt sich somit sagen: „E-Health ist weder der Weg noch das Ziel, sondern „nur" eins von mehreren Mitteln, um Vorsorge- und Versorgungsziele und den gesundheitspolitisch vorgegebenen Weg dahin besser zu verwirklichen."[41]

---

[40] Mainz, R. A., Stroetmann, K. A. (2011).
[41] Ebenda.

III. Quellenverzeichnis

Beckers, R. (2014): *Telemedizin: Was kann sie zur Versorgung leisten?*, Bochum 2014, S. 9, S. 13.

Grimme Institut (2012): *Im Blickpunkt-E-Health*, in: Medienkompentenz NRW, S. 5.

Groß, D., Jakobs, E.-M. (2007): *E-Health und technisierte Medizin: neue Herausforderungen im Gesundheitswesen*, Berlin 2007, S. 57.

Haas, P. (2006): *Gesundheitstelematik: Grundlagen, Anwendungen, Potentiale*, Berlin, Heidelberg 2006, S. 7.

Häcker, J., Reinwein, B., Turad, N. (2008): *Telemedizin: Markt, Strategien, Unternehmensbewertung*, München 2008, S. 107.

HEALTH-CARE-COM (2014): *Das vernetzte Krankenhaus*, in: E-Health Compass – vernetzte Medizintechnik, Offenbach 2014, S. 8, S. 20 f..

Lohmann, H. (2009): *Kollege Computer: moderne Medizin durch Telematik*, u.a. Heidelberg, München, Landsberg 2009, S. 77.

Rohner, Dr. P., Winter, Prof. Dr. R. (2008): *Patientenidentifikation und Prozessorientierung: Wesentliche Elemente des vernetzten Krankenhauses und der integrierten Versorgung*, u.a. Heidelberg, Dordrecht, London 2008, S. 330.

Synedra information technologies GmbH (2012): *Synedra AIM – Konzept und technische Umsetzung*, S. 5 f..

Trill, R. (2008): *Praxisbuch Ehealth: Von der Idee zur Umsetzung*, Stuttgart 2008, S. 52.

Wirth, U. (2010): *Health 2.0 - Soziale Netzwerke im Gesundheitssektor*, in: Praxis Wissensmanagement, 2010, Nr. 4, S. 67 f..

Zach, B. (2009): *E-Health und Telemedizin in Österreich: Chancen und Risiken für niedergelassene Ärzte*, Hamburg 2009, S. 18, S. 23.

Internetquellen:

Bundesministerium für Gesundheit (2013): *eHealth.* URL:
http://www.bmg.bund.de/glossarbegriffe/e/ehealth.html, Abruf am 11.01.2015.

Gabler Wirtschaftslexikon (o.J.): *Web 2.0.* URL:
http://wirtschaftslexikon.gabler.de/Archiv/80667/web-2-0-v9.html, Abruf am
11.01.2015.

Van den Heuvel, M. (2012): *eHealth. Das große Schnarchen.* URL:
http://news.doccheck.com/de/219/ehealth-das-grose-schnarchen/, Abruf am
11.01.2015.

HighTech Wire (2012): *synedra AIM digitalisiert die Krankengeschichte im Evangelischen Krankenhaus Wien.* URL:
http://e-health-com.eu/details-unternehmensnews/synedra-aim-digitalisiert-die-krankengeschichte-im-evangelischen-krankenhaus-wien/26ffd4824b750d65f2d54eab78b16de2/, Abruf am 11.01.2015.

HighTech Wire (2013): *Technische und organisatorische Sicherheitsmaßnahmen sind unverzichtbar.* URL:
http://www.e-health-com.eu/details-unternehmensnews/technische-und-organisatorische-sicherheitsmassnahmen-sind-unverzichtbar/8a1a25cc396aa667efa9ad80a3d1063a/, Abruf am 11.01.2015.

Königlich Norwegische Botschaft (2014): *Norwegen ist Partnerland der eHealth Conference 2014.* URL:
http://www.norwegen.no/News_and_events/germany/exchange/Norwegen-ist-Partnerland-der-eHealth-Conference-2014/. Abruf am 11.01.2015.

Lang, Dr. M. (2014): *IT-Sicherheit.* URL: **http://e-health-com.eu/thema-der-woche/it-sicherheit/1e6054ae2f3ac96227b5daa33885e2d8/**, Abruf am 11.01.2015.

Mainz, R. A., Stroetmann, K. A. (2011): *Gesundheitstelematik in Deutschland – Zur Notwendigkeit einer ergebnisoffenen Analyse.* URL: **http://www.e-health-com.eu/fileadmin/user_upload/dateien/Downloads/Mainz_Stroetmann_Gesundheit stelematik.pdf.** Abruf am 11.01.2015.

Management & Krankenhaus (2012): *Effizientes OP-Management braucht integrierte Lösungen.* URL: **http://www.management-krankenhaus.de/produkte/it-kommunikation/effizientes-op-management-braucht-integrierte-loesungen**, Abruf am 11.01.2015.

Medizin Lexikon (o.J.): *Chirurgie.* URL: **http://www.medizin-lexikon.de/Chirurgie,** Abruf am 11.01.2015.

Roland Berger Strategy Consultants GmbH (2009): *E-Health – Wachstumsperspektiven für die Telekommunikationsbranche.* URL: **https://www.wko.at/Content.Node/Plattform-Gesundheitswirtschaft/Studien---Publikationen/Studien/studie_e-health_roland-berger.pdf,** Abruf am 11.01.2015.

Stachwitz, Dr. P (2007): *eGK – Risiken und Nebenwirkungen.* URL: **http://www.agnbi.de/archiv/www.xml-clearinghouse.de/ws/XMLT2007/folien/ehealth/2-4-Stachwitz.pdf,** Abruf am 11.01.2015.

Statista – Das Statistik-Portal (o.J.): *Anteil der Internetnutzer in Deutschland von 2001 bis 2013.* URL: **http://de.statista.com/statistik/daten/studie/13070/umfrage/entwicklung-der-internetnutzung-in-deutschland-seit-2001/,** Abruf am 11.01.2015.

Statista – Das Statistik-Portal (o.J.): *Entwicklung des Anteils der täglichen Internetnutzer in Deutschland in den Jahren 2002 bis 2010.* URL: **http://de.statista.com/statistik/daten/studie/165375/umfrage/anteil-der-taeglichen-internetnutzer-in-deutschland-seit-2002/,** Abruf am 11.01.2015.

Statista – Das Statistik-Portal (o.J.): *Mitgliederzahl der deutschen Fitnessclubs von 2004 bis 2013.* URL: **http://de.statista.com/statistik/daten/studie/5966/umfrage/mitglieder-der-deutschen-fitnessclubs-seit-2004/,** Abruf am 11.01.2015.

World Health Organization (o.J.): *E-Health.* URL: **http://www.who.int/trade/glossary/story021/en/,** Abruf am 11.01.2015.

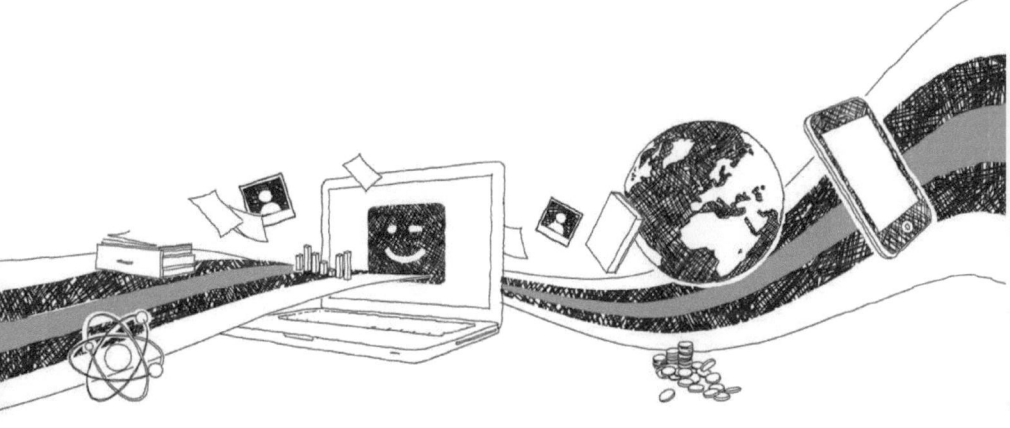
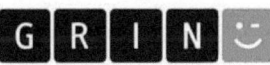